COMO CURAR DEFINITIVAMENTE EL INSOMNIO CRÓNICO

DEJA DE DESVELARTE A LAS 3 AM DE LA MAÑANA, ELIMINA LA VIGILIA NOCTURNA, LA ANSIEDAD Y LOS NERVIOS CON TRATAMIENTOS NATURALES

Jorge O. Chiesa

Índice

Introducción: La ciencia que hay detrás del Insomnio

¿Ha sufrido alguna vez de insomnio? En otras palabras, ¿se enfrenta a la dificultad de quedarse dormido y permanecer dormido por la noche? Entonces, ¿qué lo causa?

A menudo, el insomnio es causado por múltiples razones, tales como no descansar lo suficiente, hambre, trauma psicológico, etc. No importa cuál sea la razón, millones de seres humanos sufren del diablo llamado insomnio. Le impide descansar lo suficiente, agota su energía y destruye su productividad al día siguiente. Sin mencionar el efecto perjudicial para su propia salud física y mental.

¿Qué es el insomnio?

El insomnio por definición es la dificultad de quedarse dormido y permanecer dormido. Se refiere a los tipos de inquietud que una persona sufre en diferentes puntos de su ciclo de sueño. Un simple

La indicación para diagnosticar el insomnio es cuando una persona no está satisfecha con la cantidad de sueño que ha estado durmiendo.

Aquellos con insomnio:

Sentirán la falta de energía, la fatiga en diferentes momentos del día, enfrentando dificultades para concentrarse en las tareas, experimentando terribles alteraciones del estado de ánimo, y tener un nivel de bajo rendimiento en el lugar de trabajo. Es posible que los insomnes tengan cualquiera de estas afecciones

Síntomas después de permanecer despierto durante toda la noche:

Un cuerpo humano requiere de descanso para rejuvenecer tanto la mente como el cuerpo. La falta de descanso en cualquiera de ellos provocará fatiga y diversas enfermedades mentales. Aunque están terriblemente agotados hasta la médula, todavía no logran dormirse o no se quedan dormidos debido a diferentes causas.

Los dos tipos de insomnio

1. *Insomnio Agudo*

Hay dos tipos principales de insomnio. El primer tipo es el tipo de insomnio cuando sólo sufres un par de noches inquietas. Con frecuencia, usted puede quedarse dormido y permanecer dormido fácilmente. Para muchos, los insomnes podrían no pensar que están sufriendo de ello, pero el hecho es que podrían estar teniendo insomnio agudo.

Entonces, ¿qué es el insomnio agudo? Este tipo de insomnio proviene de los niveles básicos de estrés que los insomnes están experimentando en ese momento. Se enfrentarán a un corto período de tiempo en el que no podrán conciliar el sueño debido a las circunstancias de la vida a las que se enfrentan en ese momento. Este tipo de insomnio no dura mucho tiempo. En cambio, sólo ocurre debido a ciertos factores o eventos durante un período de tiempo específico.

Por ejemplo, el insomnio agudo puede ocurrir después de que los insomnes enfrenten la ira de su jefe, obtengan una mala calificación en un examen, sean rechazados por su enamoramiento o simplemente porque están teniendo un "mal día". Estas situaciones pueden hacer que una persona tenga una o dos noches en las que simplemente no puede dormir. Muchas personas pueden haber experimentado este tipo de insomnio y tiende a resolverse por sí solo.

2. *Insomnio Crónico*

El segundo tipo de insomnio se conoce como insomnio crónico. Es un tipo de insomnio prolongado que ocurre por lo menos tres noches por semana y dura por lo menos tres meses. Por lo general, esto ocurre cuando se enfrenta a un cambio significativo en su entorno, física o mentalmente. Puede ser mudarse a un nuevo hogar, perder a un ser querido, estar en un nuevo lugar de trabajo, enfrentar desafíos en la escuela o tener problemas para adaptarse a un clima más severo. Tal vez, la razón por la que los insomnes crónicos están teniendo problemas con el sueño es que tienen un hábito de sueño poco saludable sin una rutina de sueño adecuada.

Es común en el mundo de hoy; la sociedad moderna ha arruinado el ciclo del sueño con horas cortas de sueño. Para empeorar las cosas, la mayoría de ellos duermen a horas extrañas. No practican el hábito de acostarse temprano y levantarse temprano al día siguiente.

Como resultado, la mente no sabe cuándo cerrar y estaría acostumbrada a quedarse despierta hasta tarde. Esa es la razón por la que el insomnio se ha convertido en un problema común en la sociedad actual. Lo que la gente no entiende es que el cuerpo no podrá funcionar con una pequeña cantidad de sueño una noche y espera compensar su falta de sueño tomando siestas más tarde durante el día. Si bien esto puede parecer posible y útil al principio, este patrón de sueño no es sostenible a largo plazo.

Eventualmente, la mente y el cuerpo colapsarán, y usted experimentará agotamiento total hasta que descanse lo suficiente. La mejor solución es tener un horario fijo para dormir y practicar una rutina de sueño saludable. De lo contrario, usted necesita visitar al médico para obtener medicamentos. Típicamente estará relacionado con otro problema médico o psiquiátrico, lo que significa que la razón por la que usted podría estar teniendo insomnio crónico se debe al estrés. Lo que parece ser una situación típica parecerá estresante si usted tiene insomnio crónico. Una mente y un cuerpo inquieto se sentirán molestos por cualquier estímulo del entorno inmediato.

Las causas del insomnio

Independientemente de los tipos de insomnio, las causas son las siguientes

lo mismo. La diferencia radica en la intensidad de las emociones que una persona experimenta durante un tiempo determinado.

Además de eso, las condiciones médicas subyacentes también pueden causar insomnio. Afortunadamente, el insomnio es tratable en la mayoría de los casos.

Estas condiciones médicas pueden ser severas o leves, induciendo a que el insomnio ocurra en un momento diferente en la vida de una persona. Estos síntomas incluyen alergias nasales, alergias sinusales, dolor de espalda baja, dolor crónico general, problemas gastrointestinales, artritis, asma y otros problemas neurológicos.

El estrés en el cuerpo del paciente hará que la mente permanezca despierta por un período más largo de tiempo. Por ejemplo, aquellos que contraen un resfriado se darán cuenta de que se quedan despiertos la mayor parte de la noche o de que se despiertan con frecuencia. Ambos factores pueden resultar en una persona con una severa falta de sueño y descanso. Pueden tratar de relajarse mientras tienen un resfriado, pero el insomnio prevalecerá.

El dolor físico también puede causar insomnio ya que el cuerpo no puede ponerse en una posición cómoda para descansar. ¿Alguna vez ha experimentado noches de insomnio porque no puede ponerse en una posición cómoda? Esta situación es típica cuando usted experimenta cualquier dolor en su cuerpo. La mejor manera de quedarse dormido y permanecer dormido rápidamente es poner su cuerpo en una posición cómoda en la cama. También ayudará en la curación y asegurará un sueño más productivo. De lo contrario, usted se encontrará en una batalla constante para quedarse dormido e incluso optar por medicamentos innecesarios si no puede adoptar su mejor postura para dormir.

Con todas estas diferentes causas en mente, ahora podemos pasar a la cura. Pero es igual de importante estudiar todos los factores que

Causar insomnio. Pero, ¿sabía usted que también hay factores de riesgo del insomnio? Si usted encuentra que algunos de estos riesgos se aplican a usted, entonces simplemente tiene una mayor probabilidad de tener insomnio en algún momento de su vida. De lo contrario, preste atención a su salud y a sus hábitos de sueño para asegurarse de que esté libre de insomnio por el resto de su vida.

Los factores de riesgo del insomnio

Los factores de riesgo del insomnio incluyen ser mujer, estar embarazada o en el período de la menopausia, adultos mayores de cuarenta años, sufrir de más estrés, sufrir de depresión, tener un trabajo nocturno, viajar largas distancias donde hay un cambio de hora, o tener un historial familiar de insomnio. Todos estos factores llevan a una persona más cerca del insomnio. Pero, ¿se da cuenta de que la mayoría de estos factores de riesgo son el resultado de sus elecciones? En la mayoría de los casos, las personas piensan que tienen pocas o ninguna opción en la vida, lo cual no es cierto.

Pueden elegir tomar unas vacaciones más largas cuando se mueven a través de diferentes zonas horarias, pero no lo hicieron. Pueden buscar un trabajo diurno, pero decidieron pasar por los momentos difíciles de tener un trabajo por la noche y adaptarse a un estilo de vida completamente diferente.

Es difícil lidiar con los factores de riesgo del insomnio, pero en última instancia, todo depende de sus elecciones. Algunas veces, usted puede pasar por momentos difíciles en la vida. Pueden ser problemas de pareja, familiares o laborales. No sólo eso, usted podría estar sufriendo de problemas financieros o personales donde está teniendo problemas para equilibrar su vida profesional y personal. Todo esto lo golpeará y lo mantendrá despierto en la noche hasta que la mayor parte del estrés o la depresión haya desaparecido. En algunos casos, puede tomar más tiempo. En otros casos, la gente puede encontrar soluciones y superar los tiempos difíciles con bastante rapidez. De cualquier manera, tener la mentalidad correcta es la cura para el insomnio inducido por las emociones.

Puesto que el insomnio tiene muchas causas y factores de riesgo diferentes, hay muchas cosas diferentes que usted puede hacer para evitar que tenga más noches de insomnio e inquietud. La mayoría de las veces, es fácil averiguar cuáles son las causas, pero el verdadero desafío es cómo superarlo y tener un buen sueño nocturno. La vida puede ser difícil, y a veces puede golpear a una persona hasta el punto en que ni siquiera está segura de si puede volver a levantarse.

El primer paso para superar el insomnio es no tener miedo. No tenga miedo de cualquier resultado que pueda o no suceder. El miedo produce más estrés en tu vida que no te sirve. De hecho, sólo puede intensificar su insomnio. Prevenir es siempre mejor que curar. Recuerde siempre mantener la calma y seguir los consejos de salud para evitar el insomnio.

La mente de una persona con insomnio

Los investigadores de todo el mundo están uniendo sus mentes para averiguar cómo funciona el cerebro de un insomne. Ellos continúan mirando hacia las características de todas las ondas cerebrales y cómo interactúan los pensamientos durante el día y la noche.

➢ *Cómo funciona la mente*

Durante cada hora del día, la mente es capaz de adaptarse a cualquier nueva situación. Ya sea que estés tratando de conseguir comida, tomar un trago, salir del auto, atravesar una puerta o simplemente descansar un poco, la mente tratará constantemente de encontrar nuevas formas de sobrevivir y prosperar. Continuará a través del ciclo de obtener suficientes recursos durante el día y tendrá suficiente energía para sanar y descansar durante la noche.

Normalmente, las personas con un nivel saludable de ondas cerebrales con una estabilidad cognitiva satisfactoria durante el día son capaces de apagar partes de las ondas cerebrales.

> ***Pensamiento cerebral***

Durante la noche. A medida que la noche cae más profundo, el cerebro empezará a reducir la velocidad e iniciar el sueño. Su estado de alerta y concentración típicamente disminuyen cuando es de noche. Esta es la razón por la que una la persona le resulta más difícil completar cualquier tarea por la noche.

Los estudios muestran que el proceso de la mente cambiará naturalmente a lo largo del día, y a veces causará una forma mayor de ansiedad. Es cuando las ondas cerebrales se vuelven erráticas y se niegan a disminuir su velocidad debido a una inmensa cantidad de estrés durante el día. Por lo tanto, la mente no podrá relajarse completamente por la noche. En cambio, pasará por un período en el que las ondas cerebrales se moverán inusualmente rápido, causando más pensamientos y consumiendo más energía por la noche. Todo lo que una persona ha pasado durante el día será recogido por la noche. El cuerpo entonces pasará por el doble de energía y recursos para procesar los pensamientos, y esto causa fatiga y falta de energía al día siguiente.

> ### *La mente y las ondas cerebrales*

En cuanto a la mente y cómo responden las ondas cerebrales a las fases del insomnio, existen tres estudios diferentes para mostrar cómo reacciona el cerebro durante la noche. Se ha comprobado que el aprendizaje del cerebro y las funciones de procesamiento de la memoria afectan el sueño de una persona. Cuanto más aprenda durante el día, más pensamientos y recuerdos serán procesados por el cerebro durante la noche.

Los sueños provienen de los propios pensamientos y experiencias de la vida real. Cuanto más experimentas en la vida, más sueñas por la noche. La capacidad de tener una mayor variedad de sueños permite que la mente se calme y forme imágenes vagas para reforzar su memoria. Cuando caes en un sueño profundo, tiendes a estar en el estado de sueño. A veces, incluso puedes tener pesadillas. Pero todo hierve, hasta tus pensamientos subconscientes y el tipo de experiencia que tuviste.

Día contra Noche

¿Qué está pasando en el cerebro de los insomnes? En primer lugar, su cerebro es más activo durante la noche y tiene dificultades para llegar al estado de calma y relajación. En uno de los estudios sobre las ondas cerebrales durante el insomnio, los científicos han demostrado que las neuronas del cerebro del insomne son más activas durante la noche.

Los insomnes tienden a tener muchos pensamientos que pasan por su cabeza, lo que resulta en insomnio. Están experimentando un estado constante de procesamiento de la información a lo largo de todo el día sin la capacidad de detenerlo. En última instancia, tendrán insomnio y enfrentarán las consecuencias de no tener suficiente descanso.

Los expertos afirman que el insomnio no debe ser visto directamente como un trastorno nocturno. De hecho, es más bien una condición cerebral de 24 horas que hace que el cerebro permanezca activo durante todo el día.

El sueño juega un papel importante en el procesamiento y almacenamiento de las memorias. La falta de sueño interferirá con su memoria a largo plazo. Tendrá problemas para concentrarse, recordar hechos e incluso detalles menores. Esta teoría fue probada con un grupo de estudiantes en una prueba corta. Un grupo durmió toda la noche, mientras que otro grupo no durmió la noche anterior. ¿Los resultados? Los estudiantes que dormían más podían concentrarse más, y podían recordar sus respuestas a la prueba unas horas más tarde. El grupo de estudiantes que no durmió lo suficiente luchó con el examen, obtuvo una puntuación por debajo del promedio y apenas recuerda las respuestas que escribió una hora después del examen.

Los Mitos

El objetivo de este experimento es demostrar la importancia del descanso para el enfoque y la memoria de una persona. De hecho, los insomnes no pueden tener el mismo nivel de concentración que los que descansaron lo suficiente. Sorprendentemente, algunas personas creen que pueden tener la misma capacidad de atención durante el día. El hecho de que el cerebro esté tan activo durante la noche como durante el día, no significa que el cerebro pueda funcionar al nivel máximo.

Además de la falta de concentración, la investigación muestra que el Insomnio tiene más plasticidad cerebral. Sin embargo, la investigación sobre qué es la plasticidad y cómo contribuye a los estados de insomnio es todavía desconocido. Pero lo que sí saben es que la plasticidad del cerebro se acumula a lo largo de la vida de una persona y contribuye a otras formas de enfermedad más adelante. La plasticidad cerebral es la capacidad del cerebro para cambiar estructural y funcionalmente en respuesta a factores físicos o ambientales.

En la mayoría de los casos, la plasticidad cerebral nos permite absorber nueva información, aprender cosas nuevas y continuar creciendo a lo largo del tiempo.

La edad adulta. Pero en el caso del insomnio, daña las células cerebrales y conduce a la plasticidad cerebral. Esto conduce a una mala retención de la memoria y a una falta de concentración. No sólo a corto plazo, sino también a largo plazo. Es más difícil aferrarse a todos los niveles de concentración y memoria cuando una persona envejece.

El cerebro de la mente inquieta

Se realizó otra investigación para averiguar cómo el estrés y la ansiedad afectan el sueño. El objetivo era determinar si una persona con un estilo de vida estresante tiene insomnio y cómo responde el cerebro por la noche. Y aquí está el resultado: La función cognitiva del cerebro no cambia a pesar de que tengan insomnio o no. Sin embargo, a los insomnes les resulta más difícil concentrarse y procesar la información a lo largo del día.

La mayoría de las investigaciones muestran que la mente de los insomnes deambula durante la noche. Tendrán dificultades para concentrarse al día siguiente; se enfrentarán a desafíos en la gestión de su trabajo, sus estudios e incluso su vida personal.

En otras palabras, la mente tendrá dificultades para funcionar de manera óptima al día siguiente y los insomnes no podrán rendir al máximo. Otra parte de la investigación comparó la memoria, la función y la eficiencia para completar cualquier tarea dada a los insomnes y a aquellos que tuvieron suficiente descanso.

Los estudios muestran que los insomnes no son capaces de recordar la mayoría de sus recuerdos durante el día. Como resultado, se enfrentan a dificultades para completar sus tareas diarias. Sus mentes deambularían incluso cuando están realizando tareas simples. Por ejemplo, cuando se trata de preparar el desayuno, las personas con una cantidad saludable de sueño irán a la cocina, tomarán decisiones rápidas y comenzarán su día. Por otro lado, aquellos que sufren de insomnio entrarán a la cocina, terminarán abriendo más gabinetes, mirando a través de los mismos alimentos, e incapaces de averiguar qué es lo que deberían desayunar.

Y aquí está la explicación: Las ondas cerebrales de un insomne son más lentas, y esto hará que él o ella se mueva a un ritmo más lento y olvide cosas simples rápidamente. Además, a medida que avanzan a lo largo del día y que más tareas se presentan, la corteza prefrontal comenzará a tener menos recursos, y las ondas cerebrales se volverán erráticas. El cerebro tratará de mantenerse activo, pero no tendrá suficiente energía para procesarlo todo. Por lo tanto, el cerebro se agotará eventualmente si usted está sufriendo de insomnio.

La Materia Gris

El tercer y último estudio científico es determinar el papel de la materia gris del cerebro. Lo más importante que hay que saber sobre la materia gris es que existe en el lóbulo frontal y controla los procesos de la memoria y la función ejecutiva. Cuando los insomnes no duermen lo suficiente por la noche, tendrán una disminución sustancial de la materia gris. Ya sea que estén sufriendo de insomnio o teniendo problemas para dormir en general, comenzarán a desarrollar síntomas de depresión o trauma lentamente. Por lo general, la causa subyacente del insomnio es el estrés. La mejor manera de resolver este problema es consultar a un médico para averiguar qué tipo de medicamento sería mejor para usted.

En pocas palabras, la mente tiene que dormir lo suficiente y descansar para tener una concentración adecuada. El insomnio sólo pondrá su cuerpo en modo de sobremarcha y por lo tanto no estará descansando lo suficiente. La siguiente cosa importante a recordar es obtener suficiente nutrición y dormir todas las noches. No importa lo difícil que sea encontrar un equilibrio, es importante tener un alto nivel de concentración todos los días para sacar el máximo provecho de su día.

Lo más negativo del insomnio

En el último capítulo, se exploró la mente para entender cómo el insomnio afecta directamente al cerebro. Tener este trastorno por cualquier cantidad de tiempo causará un impacto negativo masivo en la mente. Además de la pérdida de memoria, el insomnio también causa cansancio, descuido y falta de alerta al día siguiente. La mente y el cuerpo necesitan descansar para funcionar bien al día siguiente. Si no hay descanso, entonces la materia gris, la memoria y los deberes elaborados de la mente se desmoronarán, y los insomnes tendrán dificultades para pasar el día. Su mente deambulará, y lucharán para mantenerse enfocados durante todo el día.

Las 5 cosas que haces cada mañana

Aquí hay un poco de ejercicio: En primer lugar, trate de pensar en todas las cosas que hizo en el momento en que se despierta hoy. Reflexione sobre las primeras cinco cosas que hizo. Puede apagar el despertador, revisar el teléfono, pararse, encender las luces y caminar hasta el baño. No importa cuál sea su rutina habitual, usted tiende a ejecutar todas sus actividades regulares de manera impecable. Lo creas o no, subconscientemente realizas todas estas actividades sin pensar mucho, sólo porque se convirtió en una rutina diaria.

Sin embargo, cuando usted tiene insomnio, no está tan enfocado como normalmente lo está. La mente continuará pensando con la misma rapidez como lo haría normalmente, pero no tiene todos los recursos y la energía para funcionar correctamente. En pocas palabras, es posible que le resulte difícil realizar sus primeras cinco actividades por la mañana, y que tenga dificultades para completar cada tarea.

Una manera fácil de saber esto es cuando se da cuenta de que le tomó más tiempo del que debería al realizar estas tareas. Las cinco acciones que se supone que sólo tardan 2 minutos en completarse pueden terminar tomando más de 10 minutos cuando no has descansado lo suficiente. Es posible que incluso se olvide de hacer una o dos tareas. Es posible que se olvide de apagar la alarma y que se olvide de revisar su teléfono para ver si hay actualizaciones. Muchas cosas diferentes pueden suceder, pero en general esto es sólo la punta del iceberg cuando usted está luchando con el insomnio.

Dañando su vida profesional

Después de la primera noche que enfrenta el insomnio, es posible que note una disminución significativa en su nivel de energía. Es posible que note que es difícil planificar el día, o que le resulte más difícil recordar toda la información durante el día.

En la mayoría de los casos, su rutina diaria puede comenzar con despertarse, prepararse para el trabajo o incluso ir de compras después. Todos los trabajos requieren un enfoque al 100% para asegurar un alto rendimiento y eficiencia. De lo contrario, puede que tenga que enfrentarse a la música de su jefe. No importa cuán agotado te sientas, sólo hay una cierta cantidad de días en los que se te dará simpatía. Hay un número limitado de licencias por enfermedad que puede tomar en un año. Así que no deje que el insomnio destruya su vida personal y profesional. Hazte cargo y deshazte de él de una vez por todas.

En su trabajo, se espera que usted complete las tareas antes de una fecha límite determinada. Ya sea que usted esté a cargo de empacar cajas, hacer investigación o escribir, usted tiene que estar en la cima de su juego casi todos los días. Usted tiene que rendir al máximo todo el tiempo y ganar su bien merecido cheque de pago a fin de mes. Cualquier descanso sacrificado durante la noche puede resultar en un pobre desempeño al día siguiente.

¿Experimenta usted la falta de sueño?

Cada persona tiene su propio ritmo de sueño, y los expertos recomiendan de 6 a 8 horas diarias de sueño. El número exacto depende del individuo. Algunos de nosotros necesitamos más descanso, otros menos. Pero al final del día, perder un par de horas de sueño es siempre mejor que perder una noche entera de descanso. Por ejemplo, en lugar de recibir ocho horas de sueño, sólo tienes seis horas de sueño. Esas dos horas de sueño pueden parecer cruciales, pero no harán tanto daño a su vida como el insomnio. Perder dos horas de sueño puede ralentizarlo, pero lo más probable es que aún pueda salir adelante y realizar todas las tareas al final del día. Por otro lado, perder una noche entera de sueño puede apagar tu cerebro. Pasarán el día luchando con tareas sencillas.

Por ejemplo, cuando tu jefe pone una agenda en tu escritorio, puedes leer el contenido sin problemas. Pero darse cuenta de lo que significa cada elemento de la lista es la parte difícil para las personas con insomnio. Lo que parece ser un paseo por el parque puede parecer una misión imposible para los insomnes.

Con frecuencia, usted pierde la concentración y el propósito del día si no duerme. Estarías constantemente buscando la manera más rápida de pasar el día en lugar de pensar en la mejor manera de pasar el día. Al principio, puede parecer manejable porque todavía puedes hacer las cosas a tiempo de vez en cuando. Pero la verdad es que, a la larga, perjudicará su reputación en su lugar de trabajo debido a la mala calidad de su trabajo. Además, se sabe que los insomnes tienen mal genio y mala relación de trabajo con sus colegas.

La gente notará tu ineficiencia eventualmente. Su jefe notará que usted está trabajando a un ritmo más lento, que no se está concentrando tanto y que no tiene la actitud correcta para completar el trabajo. Puede ponerlo en el favor equivocado de su jefe, y también podría arriesgarse a ser despedido. Aunque esto puede parecerle poco probable en este momento, debe tener en cuenta que la posibilidad es muy alta. El insomnio es un factor angustiante para la vida que no sólo puede causar problemas en el lugar de trabajo, sino también en su vida personal.

Dañando su vida personal

Cuando pienses en tu vida personal, piensa en todo lo que es importante para ti, en las cosas que llevas en tu corazón. Usted podría pensar en su esposa, esposo, hijos, mascotas o cualquier otro aspecto. Algunas personas pueden incluso pensar en su jardín o en el proyecto de remodelación en el que han estado trabajando.

No hay una respuesta correcta o incorrecta a esto. Es tu propia vida, y la clave del éxito en tu vida personal es mantener el equilibrio. La mayoría de las personas realizan su rutina diaria sin pensar mucho en ello. Algunos ejemplos son tareas simples como preparar el desayuno para sus hijos, subirse al auto o ir a comer a algún lugar.

Normalmente, estas no son tareas difíciles, pero los insomnes podrían sentir lo contrario. En el momento en que la vida personal de una persona comienza a desequilibrarse, esto resulta en momentos estresantes, y comienzan a cuestionarse si hay alguna manera de volver al estado estable.

No importa si el estrés viene de no tener los comestibles a tiempo o de despertarse tarde, una cantidad mínima de estrés puede acumularse en algo que está fuera de control. El insomnio causa una cantidad significativa de estrés y agotamiento.

No habrá ningún pensamiento específico en su mente; su mente sólo vagará con pensamientos aleatorios sin contexto. Lo mismo puede aplicarse a su vida laboral. Si usted sufre de insomnio y necesita preparar a sus hijos para la escuela, es posible que se le pase la lonchera, se le olvide planchar la ropa y la lista continúa.

Recuerda siempre ponerte a ti mismo en primer lugar como "El amor propio NO es egoísta". Cuando te pones constantemente en último lugar, te encontrarás en una espiral descendente de la vida, incapaz de cumplir tu propósito último en la vida.

Ahora es el momento de desvelar un gran malentendido en nuestra sociedad, la percepción de ponerse a sí mismo en primer lugar como arrogante, malvado y egoísta. Lo que no entendieron es que si estás ocupado cumpliendo con las demandas de los demás sin lograr los propósitos de tu vida, te sentirías insatisfecho y condenado. Perdería su impulso, motivación, entusiasmo y productividad si recorriera este camino.

Así que deja de complacer a los demás y priorízate a ti mismo primero. Sólo así tendrás un impulso imparable para lograr más, y tendrás más que ofrecer a cambio.

En casa, es posible que tenga que mantener su casa cortando el césped o caminando por la casa para ver si hay insectos. No importa lo que haga, debe recordar los pasos para ejecutar cada acción con precisión. En el momento en que sufras de insomnio, no podrás recordar las cosas muy bien, y te será más difícil hacerlo.

Otra parte vital de tu vida personal es tu relación con los demás. Ya sea su pareja, esposo, esposa, novio o novia, estar en una relación es un trabajo en sí mismo. Si no le prestas toda la atención a tu pareja porque no descansaste lo suficiente, entonces puedes esperar que tu relación se agriete. Esta situación conducirá a discusiones, insatisfacción, frustración, soledad y tristeza en una relación. Todas estas emociones pueden llegar a un punto en el que podría ser necesario un enfrentamiento importante.

Cómo lidiar con el insomnio

Es difícil lidiar con el insomnio cuando no te queda energía dentro de ti. Te sentirás cansado todo el tiempo y te importarán menos las cosas que están sucediendo a tu alrededor. Tu mente deambulará, y muchas veces esos pensamientos no tienen ningún sentido. La vida misma ya es bastante dura. Ahora, imagina añadir el hecho de que no estás descansando y tienes que lidiar con todos los obstáculos que la vida te presenta. ¿Cómo te sentirías? ¿Abrumado? ¿Estresado?.

Podrías terminar perdiendo el tiempo en tu lugar de trabajo. Es posible que no prepare las comidas en familia y que moleste a sus hijos. Podrías empezar a olvidarte de todas las pequeñas cosas que normalmente lo hacen para tu relación romántica. Muchas áreas en su vida pueden ir al sur debido al insomnio. Con todo esto en mente, ahora es el momento de protegerse de la pérdida de sueño y obtener un descanso óptimo cada noche.

La Cura: Remedios Naturales y Artificiales

El sueño es increíblemente importante para la salud. Necesitamos dormir para que nuestro cuerpo se cure y rejuvenezca de las actividades de nuestro día. Desafortunadamente, mucha gente tiene dificultad para conciliar el sueño o simplemente no duerme lo suficiente, que es donde los remedios para el insomnio entran en juego.

Hay dos categorías básicas cuando se trata de los remedios del insomnio.

> ➢ ***Remedio Artificial***

El primero es el Remedio Artificial. Este

tipo de remedio o medicamento se puede encontrar en la farmacia y en la clínica. Por lo general, se prescriben para tratar la enfermedad en su origen. Los remedios artificiales usualmente cuestan una bomba, pero típicamente dan resultados rápidos. La mayoría de los medicamentos de hoy en día son tóxicos, llenos de químicos dañinos que no son seguros para ser consumidos por un período prolongado de tiempo.

➢ *Remedio Natural*

El otro tipo de remedio se llama Remedio Natural. La gente ha practicado la medicina natural durante siglos. Este tipo de remedio utiliza el proceso natural de curación del cuerpo para combatir el insomnio. A menudo es menos costoso, pero lo que los hace sobresalir es el hecho de que no son tan tóxicos como los Remedios Artificiales.

Independientemente del tipo de remedio que elija, el objetivo es ayudarle a quedarse dormido y permanecer dormido. Estos remedios están destinados a ayudarle a descansar más durante la noche. La mayoría de estos remedios causan somnolencia, así que es mejor tomarlos justo antes de acostarse, a menos que se indique lo contrario. También es importante asegurarse de que usted hable con un médico antes de tomar cualquiera de los medicamentos que se enumeran a continuación.

- Eszopiclona: También conocido como Lunesta, es un grupo de drogas capaces de ponerte a dormir fácil y rápidamente. Las estadísticas muestran que Lunesta es capaz de poner a la mayoría de la gente a dormir por un promedio de 7-8 horas. Es un grupo fuerte de drogas, así que asegúrese de mantenerse alejado de él a menos que pueda tener un descanso nocturno completo para prevenir la somnolencia. La FDA limita la dosis del medicamento a no más de 1 mg. Cualquier otra cosa podría provocar el riesgo de aturdimiento al día siguiente.

• Ramelteon: Este grupo de drogas funciona de manera diferente, no causa efectos adversos a los usuarios como mareos, somnolencia, etc. Las drogas comunes utilizadas para inducir el sueño se dirigen al SNC (Sistema Nervioso Central), deprimiendo sus funciones y poniendo al usuario en un estado de sueño. Ramelteon, por otro lado, se centra específicamente en el ciclo sueño-vigilia. Este medicamento se prescribe a aquellas personas que tienen dificultades para conciliar el sueño. Debido a la falta de efectos secundarios, Ramelteon puede ser recetado para uso a largo plazo. La droga tampoco ha mostrado antecedentes de abuso o dependencia.

• Zaleplon: También conocida como Sonata. La mayoría de las drogas tienen un largo tiempo de activación en el cuerpo humano. Sonata no es una de ellas. Entre las últimas píldoras para dormir, Sonata logró mantenerse activa en el sistema durante el menor tiempo posible. En otras palabras, este medicamento deja pocos o ningún efecto secundario a la mañana siguiente. Por ejemplo, si una persona tiene dificultad para conciliar el sueño, una pastilla de Sonata le ayudará a conciliar el sueño sin sentirse mal al día siguiente.

- Doxepin: También conocido como Silenor. Este grupo de medicamentos se prescribe específicamente para aquellos que tienen dificultad para permanecer dormidos. Se puede decir que se trata de un remedio artificial para los "durmientes ligeros" que se despiertan fácilmente por la noche gracias a una cantidad mínima de estímulos. Actúa suprimiendo los receptores de histamina, ayudando así a mantener el sueño después de que usted se haya dormido. Como este medicamento requiere que usted permanezca dormido por un tiempo determinado, no consuma Silenor a menos que pueda dormir hasta 7-8 horas por la noche. La dosis depende de su respuesta al tratamiento, salud y edad.

- Benzodiacepinas: Las benzodiazepinas son útiles tanto para el insomnio a corto como a largo plazo. Tiene un efecto duradero en el cuerpo, ya que permanece en el sistema durante mucho tiempo. Por lo tanto, para aquellos que han tenido insomnio durante mucho tiempo, este medicamento puede ayudarles en su viaje hacia la recuperación completa.

Se utiliza comúnmente para tratar las pesadillas prolongadas y el sonambulismo. Como el efecto de esta droga es inflexible, usted podría sentirse cansado y somnoliento al día siguiente. Otro efecto secundario de esta medicación es que esta medicación puede resultar en dependencia de drogas, lo que significa que usted podría tener que depender de esta medicación para quedarse dormido y permanecer dormido en el futuro.

Las benzodiazepinas se pueden encontrar en los somníferos Triazolam

(Halcion), Alprazolam (Xanax), Temazepam (Restoril) y otros.

Es importante que se haga una evaluación médica antes de tomar cualquier pastilla para dormir. Visite a un médico para un examen completo. Siempre

Consulte a su médico sobre los efectos adversos de cualquier medicamento antes de decidir qué píldoras tomar. Cada medicamento puede causar diferentes efectos secundarios. Los efectos secundarios pueden ser dolor de cabeza, reacciones alérgicas graves, somnolencia prolongada, por nombrar sólo algunos.

Por otro lado, algunos preferirían optar por remedios naturales. Usted no tiene que depender de productos químicos con efectos adversos dañinos, especialmente al despertar. En cambio, ¿por qué no usar remedios naturales para reparar su ciclo de sueño y poner fin al insomnio?

Ir de camping

Cuando la atracción de la televisión o el tocar el teléfono te mantienen despierto hasta tarde en la noche, es hora de tomar la tienda de campaña e ir a acampar. Manténgase alejado de los dispositivos electrónicos y disfrute de una desintoxicación digital de vez en cuando. Póngase en una zona libre de distracciones y sea consciente de su entorno y de usted mismo. Utilice este tiempo para meditar, hacer algo de yoga, escribir, recordar sus pensamientos o simplemente respirar.

Según varios estudios, los campistas que se mantienen alejados de los aparatos y practican rituales como meditar o escuchar música se duermen unas 2 horas antes de lo habitual. Otro punto importante a recordar es que los dispositivos digitales contribuyen al insomnio. Se ha descubierto que las fuentes de luz artificial pueden afectar negativamente a los ritmos circadianos.

Trate de dormir en el suelo, no en el auto o en la cabina. De esa manera, te castigarán y serás uno con la naturaleza. Independientemente de lo que hagas durante el campamento, el objetivo final es relajarte, alejarte de las distracciones y demandas de los demás, alejarte de la luz artificial y ser uno con la naturaleza. Bañarse bajo la luz natural del sol y quedarse dormido cuando el sol se pone. En un abrir y cerrar de ojos, usted restablecerá sus ritmos de sueño.

Terapia Musical

La música se ha utilizado desde la antigüedad para combatir el insomnio. Es una herramienta de curación que puede ayudar a aliviar la ansiedad que puede contribuir a la mala calidad del sueño. La mayor ventaja de esta técnica es que es fácil de usar y no tiene efectos secundarios.

Existen muchos tipos diferentes de musicoterapia y difieren en los tipos de estimulación neurológica que evocan. Por ejemplo, la música clásica puede ser una herramienta poderosa para el confort y la relajación, mientras que la música rock puede causar incomodidad. Trate de ir por música suave y relajante que tenga sonidos de la naturaleza como el océano, pájaros, cascadas, etc.

Varios estudios mostraron que las personas que escuchan música tranquilizante antes de acostarse mejoraron la calidad del sueño durante la noche que las personas que no la escuchan. Por lo tanto, si tiene problemas para conciliar el sueño, esta podría ser una solución.

Apagado para un mejor descanso

El sueño no es un interruptor de encendido y apagado. Su cuerpo necesita tiempo para relajarse y prepararse para el sueño. Los insomnes a menudo tienen dificultades para apagar su cerebro por la noche. Puede intentar apagar el equipo para dormir mejor. Esta técnica ayuda a calmar las cosas para que su cuerpo entienda que es hora de descansar. Para preparar el escenario para el sueño, es importante que nos relajemos y oscurezcamos la mente.

Por ejemplo, si usted toma un baño caliente antes de acostarse, esto creará una caída en la temperatura corporal, provocando que el cuerpo comience a prepararse para dormir. Al ducharse con agua tibia, la temperatura de su cuerpo ralentizar las funciones metabólicas como la respiración, la digestión y la frecuencia cardíaca. Su cuerpo entenderá que es hora de disminuir la velocidad y relajarse. Si usted tiene el hábito de escuchar música antes de irse a la cama cada noche, su cuerpo estará condicionado a que escuchar música por la noche sea la señal de la hora de acostarse.

Se trata de hábitos y condicionamientos. Tómese por lo menos media hora de descanso antes de acostarse para hacer ejercicios de respiración o de relajación para despejar su mente. El objetivo de esta hora de apagado es indicar a tu cerebro que es hora de relajarse, relajarse y dormir.

Duerma en una habitación fresca

Aquellos que tienen problemas para conciliar el sueño suelen tener una temperatura corporal central más alta inmediatamente antes de conciliar el sueño, en comparación con sus homólogos más sanos. Por lo tanto, este grupo de insomnes necesita esperar por lo menos de 2 a 4 horas antes de que su temperatura corporal baje e inicie el sueño.

Las investigaciones demuestran que la temperatura ambiente óptima para dormir está entre 16 y 20 grados centígrados. Cuando usted está tratando de dormir, su cerebro disfruta del ambiente frío.

Además, dormir en una habitación fría

también ayuda a combatir el envejecimiento. Ayuda a liberar las hormonas antienvejecimiento conocidas como melatonina, un potente antioxidante que combate la inflamación, fortalece el sistema inmunológico, previene el deterioro cognitivo y el cáncer.

Hay un dicho que dice que los que se acuestan temprano y se levantan temprano viven más tiempo. Tiene mucho sentido considerando que dormir en una habitación fría reduce la neurodegeneración y el estrés oxidativo. Puedo seguir y seguir hablando de los beneficios antienvejecimiento de tener un buen sueño nocturno en un ambiente frío. Pero la clave para aumentar la producción de hormonas antienvejecimiento en su cuerpo es tener un sueño adecuado.

Y el primer paso para hacerlo es crear un ambiente óptimo para dormir bajando la temperatura del dormitorio. La falta de sueño tiene muchos efectos nocivos para la salud física y mental. En última instancia, puede poner en riesgo su vida. Así que asegúrate de arreglar sus hábitos de sueño, y puede empezar a hacerlo creando un ambiente óptimo para dormir.

Haga una pausa en el sudor

Haga ejercicio temprano. No es ningún secreto que el ejercicio mejora el sueño y la salud en general. Pero un estudio publicado en la revista Sleep muestra que la cantidad de ejercicio que hacen y cuándo hacen ejercicio hacen la diferencia. Los investigadores encontraron que las mujeres que hacen ejercicio a una intensidad moderada durante al menos 30 minutos cada mañana, 7 días a la semana, tienen menos problemas para dormir que las mujeres que hacen menos ejercicio o que más tarde en el día. El ejercicio matutino parece afectar positivamente nuestros ritmos corporales, lo que a su vez mejora nuestra calidad de sueño.

Una de las razones de esta interacción

entre el ejercicio y el sueño puede ser la temperatura corporal. La temperatura corporal aumenta durante el ejercicio y tarda hasta 6 horas en volver a la normalidad. Esto se debe a que las temperaturas corporales más bajas se relacionan con un mejor sueño. Por lo tanto, es importante que su cuerpo tenga tiempo para refrescarse antes de acostarse.

El sueño es una parte crucial de nuestra salud y sanación. Tómelo en serio y busque la ayuda de un profesional de la medicina funcional si no puede controlar su sueño. Todo esto requiere disciplina y compromiso. Una vez que restablezca su reloj biológico y vuelva al ritmo normal de sueño, finalmente disfrutará de los beneficios de un sueño reparador y reparador.

Modificación del estilo de vida para el insomnio

En el capítulo anterior, hablamos de las dos categorías fundamentales de remedios para superar el insomnio. Sin embargo, estos factores extrínsecos no podían tratar con la raíz del insomnio. Sí, usted puede sentirse mejor después de probar esos remedios, pero el insomnio sólo puede ser curado completamente si se elimina el origen del problema. De lo contrario, hay una alta probabilidad de que el insomnio recaiga.

Entonces, ¿cuál es la raíz del insomnio? Para muchos, la causa principal del insomnio es tener un estilo de vida y hábitos de sueño deficientes. Los cambios simples en el estilo de vida pueden hacer una gran diferencia en la calidad de su sueño.

Aunque no todo el insomnio es causado por el estrés, pero es innegable que las personas que experimentan estrés continuo son más susceptible al insomnio. En el caso del estrés-insomnio relacionado, tratar o eliminar el estrés aliviará el insomnio. Como se mencionó en el capítulo anterior de este libro, el estrés afecta la calidad del sueño de una persona, lo que puede alterar su ritmo de sueño. Así, uno encontrará difícil quedarse dormido en la noche y permanecer despierto durante el día.

Es importante manejar todas las partes de su vida de la mejor manera posible para asegurarse de que está en un equilibrio saludable. Usted necesita asegurarse de que está durmiendo lo suficiente diariamente. El sueño juega un papel importante en su salud física. Un sueño insuficiente durante un corto período de tiempo puede hacer que se sienta más malhumorado e irritable. Los efectos a largo plazo pueden ser graves: problemas cardíacos, depresión, derrame cerebral, ataque cardíaco, por nombrar algunos.

Según los expertos en sueño, varios estudios demostraron que cuando las personas duermen lo suficiente, no sólo se sentirán mejor, sino que además también aumentan sus probabilidades de vivir una vida más larga, más saludable y más exitosa.

Para superar el insomnio, usted debe mantenerse alejado de la nicotina, la cafeína y el alcohol. Todo esto causará que la mente se vuelva inquieta de forma natural. Tener una cantidad constante de cafeína forzará a la mente a ser más activa de lo que es.

La mayoría de las personas necesitan la energía para comenzar el día, así que eligieron el estimulante. La cafeína es una de las opciones más populares de estimulantes hoy en día para garantizar el estado de alerta y vigilia en la mañana y durante el resto del día. Sin embargo, son ignorantes de el hecho de que la cafeína es una de las principales causas del insomnio. Arruina el equilibrio natural entre la vigilia y el sueño.

Por lo tanto, los insomnes deben mantenerse alejados de estas bebidas para tener un sueño de calidad. Sáltese ese descanso para el café, tome un vaso de agua en lugar del café, que puede ser la razón por la que tiene problemas para dormirse y permanecer dormido por la noche.

Además de eso, establecer un horario de sueño para usted es una de las mejores técnicas de autoayuda para el insomnio. Es un paso importante para superar el insomnio para siempre. Es tan importante ir a la cama en a la misma hora de la noche y despertar a la misma hora cada mañana porque el cuerpo necesita consistencia. Al cuerpo le gusta la rutina. Crece con el hábito. Con una hora regular para acostarse y levantarse, es más probable que su cuerpo se mantenga en el camino correcto. Si puede, evite alternar horarios, fiestas nocturnas, turnos nocturnos u otras cosas que puedan interrumpir su horario de sueño.

Cuando tenga dificultades para conciliar el sueño, trate de beber un vaso de leche tibia. Es un remedio tradicional para el insomnio, y hay evidencia de que puede ayudarle a obtener un sueño de mejor calidad. La leche no sólo ayuda a prevenir que el hambre perturbe su sueño, sino que también contiene un aminoácido llamado triptófano, que es convertido en el cerebro en un químico "relajante" conocido como serotonina. El calcio es muy pro-metabólico, reduciendo el estrés y disminuyendo los niveles de la hormona paratiroidea, que se sabe que juega un papel en el insomnio.

No sólo eso, siempre puede ajustar su propio horario diario para incluir tiempo para el yoga o la meditación. Existe abundante evidencia de que el yoga y la meditación pueden mejorar los patrones de sueño, a menudo dramáticamente. Es importante que usted tenga tiempo para relajarse. Estas técnicas se pueden hacer en casa para mayor comodidad y privacidad. Ayuda a aumentar la flexibilidad total de su cuerpo, relaja su mente y destruye su cuerpo. Trate de pasar por lo menos 30 minutos al día ya sea meditando o haciendo yoga. Típicamente, la meditación y el yoga se hacen mejor temprano en la mañana, en un lugar tranquilo y con exposición a la luz solar.

Para la meditación, todo lo que tienes que hacer es sentarte y despejar tu mente. Trate de escuchar música relajante que le ayude a calmarse. En el momento en que te acostumbres a la idea de meditar a lo largo del día, la mente podrá relajarse más rápido por la noche y por lo tanto te resultará más fácil quedarte dormido.

En cuanto al yoga, puedes ir a clases de yoga con un grupo de amigos o practicar en casa para tener más privacidad. Beneficiará su sueño de muchas maneras. La práctica de ciertas posturas de yoga aumentará la circulación sanguínea al centro del sueño en el cerebro, lo que tiene el efecto de normalizar el ciclo del sueño.

Recuerde, el sueño no es una elección de estilo de vida o un lujo; es natural y necesario. Así que desarraigue las causas subyacentes, cambie su dieta, beba un vaso de leche caliente, establezca un horario para dormir, haga algo de yoga y medite. Siga los consejos mencionados anteriormente y, eventualmente, obtendrá un sueño de calidad.

Desconexión

➤ *Cómo combatir el insomnio*

Combatir el insomnio es una batalla cuesta arriba. Cuando usted está tratando de curar el insomnio, en realidad está tratando de evitar que su mente esté demasiado activa en la noche. No hay razón para tener miedo de quedarse despierto por innumerables noches seguidas y preguntarse si todo va a terminar.

Preocuparse sólo provocan noches de insomnio. Así que deja de luchar contra el insomnio en tu cabeza! Todo lo que necesitas hacer es'Apagar' tu cerebro de mono.

Por la noche, usted quiere que su mente disminuya su velocidad hasta el punto en que pueda quedarse dormido rápidamente. Tener una cantidad adecuada de sueño le ayuda a mantenerse completamente alerta al día siguiente, y asegura un buen descanso nocturno. Una de las razones por las que la gente lucha por dormirse es porque su cerebro de mono se niega a apagarse. Más a menudo que no, empiezan a pensar en cosas inútiles que no sirven para nada, sino que sólo les impiden quedarse dormidos.

El apagado requiere práctica. Para muchos adultos ocupados, el único momento en que reflexionan sobre sus vidas es a la hora de acostarse! Es bueno reflexionar de vez en cuando, pero no a la hora de acostarse. A menudo, este es el mayor culpable que evita que te quedes dormido.

Así que para aquellos que quieran reflexionar sobre sus vidas, consideren levantarse más temprano para tener tiempo en la mañana para hacerlo o incluso programar algún tiempo en la noche para hacer alguna reflexión.

> ***Noche Estimulante = Mal Sueño***

Otra razón por la que las personas no se desconectan es que tienen muchas actividades en la noche que son demasiado estimulantes, lo que les hace permanecer despiertos en lugar de sentirse cansados. A algunos incluso les encanta tomar cafeína por la noche! No es de extrañar que la gente esté luchando para dormirse! Así que manténgase alejado del café, de sus teléfonos celulares, laptops, televisores cuando es hora de acostarse. Evite actividades que lo obliguen a pensar y que requieran esfuerzo físico durante la noche. Y lo más importante, evite la'pantalla azul' de los dispositivos electrónicos.

> ### ➢ *Nunca se pierda otra noche de sueño*

Otra clave para conciliar el sueño es programar el sueño. La mayoría de la gente no hace eso. En cambio, eligen quedarse dormidos sólo cuando están cansados. Pero lo que deben hacer en su lugar es establecer su rutina y programar su hora de acostarse. En caso de repeticiones, su mente estará condicionada a apagarse cuando el reloj llegue a la hora habitual para dormirse.

Tener una rutina de sueño regular es posiblemente la mejor técnica para asegurar un sueño de mejor calidad. De hecho, nuestros cuerpos prosperan con un horario de sueño y regularidad consistentes. Aunque no hay una solución única para todos, tener una rutina de sueño consistente definitivamente ayudará a vencer el insomnio crónico de una vez por todas.

Cómo 'apagar' por la noche

Lo primero que debe hacer después de haber cenado y limpiado para la noche es apagar cualquiera de sus aparatos electrónicos. Tener el teléfono o la computadora encendida cuando se está preparando para ir a la cama estimulará el cerebro y, con el tiempo, dificultará el sueño. Admítelo, tus aparatos electrónicos son adictivos y no sabrás cuándo parar.

La luz interferirá con su patrón de sueño y hará que permanezca despierto. Se recomienda evitar el uso de los gadgets a toda costa al menos 1 hora antes de acostarse.

Leer antes de dormir está bien, pero no a través de sus dispositivos electrónicos.

Leer un libro físico como pasatiempo antes de ir a la cama en realidad le ayuda a prepararse para dormir. Es mejor no leer en tu habitación. Se le anima a leer en otra habitación ya que no quiere que su mente esté activa en la habitación en la que necesita dormir. Una vez más, para condicionar tu mente a apagarse en el momento en que entras en tu dormitorio. Si usted puede relajarse completamente al leer un libro, entonces está bien hacerlo mientras está acostado en la cama. De lo contrario, es mejor leer en otra habitación.

Lo siguiente que puede hacer es escuchar música y escribir cualquier tipo de recordatorio que necesite para el día siguiente. La música le ayudará a calmar su mente y a eliminar el estrés. Trate de escuchar música que sea más suave y lenta en ritmo. Escuchar cualquier cosa que sea ruidosa o excitante estimulará la mente y le será más difícil quedarse dormido. Por ejemplo, usted se encontrará en un estado de relajación cuando escuche música clásica en lugar de rock.

Otro consejo es que planifique sus días con anticipación antes de dormir. Escribir recordatorios para el día siguiente ayuda a despejar tu mente.

Permanecer despierto en la cama mientras te recuerdas constantemente que necesitas recordar algo mantendrá tu mente activa. Piense en su bloc de notas como una bóveda de "tíralo y olvídalo". Simplemente agarra un pedazo de papel y garabatea unas cuantas notas. Le ayudará a calmarse y a dormirse más rápido.

Otra cosa que usted puede hacer es tomar una bebida de relajación como el té justo antes de acostarse. Sin embargo, asegúrese de mantenerse alejado de la cafeína, el alcohol y las bebidas con una alta cantidad de azúcar. Una buena taza de té puede calmar su mente y ayuda a su cuerpo a relajarse.

Esta es también una excelente manera de crear tiempo para ti mismo. Un momento para descansar y relajarse. Puede hacerlo mientras lee o escucha música. Si no encuentra placer en tomar té, entonces considere tomar un bocadillo ligero antes de acostarse. No consuma nada que sea demasiado alto en calorías y difícil de digerir. Sin embargo, un bocadillo ligero es bueno porque a veces, la razón por la que usted tiene problemas para dormir es simplemente debido al hambre.

Otra manera de asegurar un sueño reparador es bajar la temperatura de su habitación. La mejor manera de hacerlo es ajustar el termostato de su habitación para que sea un poco más frío. Nuestro cuerpo está acondicionado de tal manera que cuando entra en un ambiente más fresco, recibe una señal de que es hora de descansar.

También, por qué no tomar una ducha rápida justo antes de acostarse. Preferiblemente una ducha fría para refrescarse inmediatamente. De lo contrario, puede intentar conseguir un ventilador para la cama, un colchón más fresco o dar un pequeño paseo antes de ir a la cama.

Todas las cosas mencionadas anteriormente pueden ser parte de su rutina a la hora de acostarse. Adelante, pruébelos y averigüe qué es lo que más le conviene a usted y a su horario. En poco tiempo, no tendrá ningún problema para quedarse dormido y permanecer dormido de nuevo.

Conclusión

Espero que este libro pueda servirle y guiarle para detener o prevenir el insomnio. Usted es libre de probar cualquiera de los consejos y estrategias listadas en este libro para asegurar un sueño reparador. Después de todo, el sueño reparador es la base de su bienestar mental y físico. Ya sea que se trate de remedios artificiales o naturales, cambios en el estilo de vida o el establecimiento de una rutina, todo esto contribuye a prevenir el insomnio.

> ➢ ***Entonces, ¿qué hacer ahora? Es hora de actuar hoy!***

Averigüe cuál de estos métodos funciona mejor para usted y póngalos en práctica en su rutina diaria. Escríbalas e imagínese cómo se ve un día normal cuando añada estas estrategias a su rutina.

Sólo probándolos, usted puede encontrar la mejor manera de superar el insomnio.

Sólo recuerde que todo no sucederá de la noche a la mañana y que tomará tiempo antes de que usted vea un cambio en su vida para mejor.

Ahora sí, te deseo lo mejor en tus resultados, y recuerda, todo es práctica; no te sirve de nada la teoría sin acción. Lleva a la vida real todo lo que aprendes.

Un fuerte abrazo, tu amigo, Jorge!

Por cierto, cuando logres conseguir tus resultados poco a poco, te recomiendo mucho, si deseas mejorar tus habilidades sociales, mi libro de "COMO CONTROLAR LA ANSIEDAD SOCIAL Y LOS ATAQUES DE PÁNICO", es un libro que estoy seguro de que te ayudara mucho a evitar cualquier tipo de ansiedad. Sin más dilación, puedes encontrarlo en el buscador de Amazon, como: "Como controlar la ansiedad social y los ataques de pánico" ó buscando mi nombre "Jorge O. Chiesa"... Una vez más te deseo éxito en tus resultados!